SITZUNGSBERICHTE DER SÄCHSISCHEN AKADEMIE DER WISSENSCHAFTEN ZU LEIPZIG

Mathematisch-naturwissenschaftliche Klasse
Band 110 · Heft 3

WALTER BREDNOW

ZUR ANTHROPOLOGIE DES SCHWINDELS

AKADEMIE-VERLAG · BERLIN
1973

SITZUNGSBERICHTE DER SÄCHSISCHEN AKADEMIE
DER WISSENSCHAFTEN ZU LEIPZIG

Mathematisch-naturwissenschaftliche Klasse
Band 110 · Heft 3

WALTER BREDNOW

ZUR ANTHROPOLOGIE DES SCHWINDELS

Mit 2 Abbildungen

AKADEMIE-VERLAG · BERLIN
1973

Vorgetragen in der Sitzung am 14. Februar 1972
Manuskript eingeliefert am 6. März 1972
Druckfertig erklärt am 18. November 1972

Erschienen im Akademie-Verlag GmbH, 108 Berlin, Leipziger Straße 3–4

Lizenznummer: 202 · 100/534/73
Gesamtherstellung: VEB Druckhaus „Maxim Gorki“, 74 Altenburg
Bestellnummer 761 858 8 (2027/110/3) · ES 18 G 4
2,50
Printed in the German Democratic Republic

Es ist etwas Sonderbares und Bemerkenswertes zugleich, zu sehen, wie Begriffe und Wortbedeutungen im Laufe von Generationen sich wandeln, wie auch gerade ihr Wertcharakter maßgebend verändert wird. So ist man verwundert, in den „Wanderjahren" von GOETHES „Wilhelm Meister" eine Stelle zu finden, die das uns durchaus pathologisch zu wertende Symptom des Schwindels in eine völlig andere Wertkategorie hebt. Wilhelm erklettert mit den Kindern steile Bergpfade und begegnet nun Montan, der „sogleich an eine schroffe Stelle trat und den Freund zu sich aufwärts zog." Sie umarmten und bewillkommneten einander in der freien Himmelsluft mit Entzücken. Kaum aber hatten sie sich losgelassen, als Wilhelm ein Schwindel überfiel, nicht um seinetwillen, als weil er die Kinder über dem ungeheuren Abgrunde hängen sah. Montan bemerkte es und hieß alle niedersitzen. „Es ist nichts natürlicher", sagte er, „als daß uns vor einem großen Anblick schwindelt, vor dem wir uns unerwartet befinden, um zugleich unsere Kleinheit und unsere Größe zu fühlen. Aber es ist ja überhaupt kein echter Genuß, als da, wo man erst schwindeln muß." [1]

Ein solcher Ausspruch aus dem Munde nicht des suchenden, bergan-strebenden, unerfahrenen Wanderers, sondern des Mannes, der mit den Eindrücken der hohen Bergwelt lebt und mit ihnen vertraut ist, zwingt zum Nachdenken auch gerade aus GOETHEscher Sicht. Er hatte üble Erfahrungen mit dem Schwindel gemacht, als er als junger Student im April 1770 den Turm des Straßburger Münsters bestieg. In „Dichtung und Wahrheit" geht er ausführlich auf dieses Erlebnis ein [2] und betont, er sei damals von durchaus verläßlicher Gesundheit gewesen, nur sei eine „gewisse Reizbarkeit" von der durchgemachten Krankheit geblieben, die sich in einer Überempfindlichkeit gegen Lärm und widerliche Eindrücke äußerte. In diesem Zusammenhang schreibt er: „Besonders aber ängstigte mich ein Schwindel, der mich jedesmal befiel, wenn ich von einer Höhe herunter blickte." Solchen Mängeln suchte er auf höchst energische Art abzuhelfen. Wegen der Überempfindlichkeit gegen Lärm ging er abends beim Zapfenstreich „neben der Menge Trommeln her, deren gewaltsame Wirbel und Schläge das Herz hätten zersprengen mögen." Vor allem aber lag ihm daran, den Höhenschwindel zu überwinden. „Ich erstieg ganz allein den höchsten Gipfel des Münsterthurms, und saß in dem sogenannten Hals, unter dem Knopf oder der Krone, wie man's nennt, wohl eine Viertelstunde lang, bis ich es wagte wieder heraus in die freie Luft zu treten, wo man auf einer Platte, die kaum eine Elle in's Gevierte haben wird, ohne sich sonderlich anhalten zu können, stehend das unendliche Land vor sich sieht, indessen die nächsten Umgebungen und Zierrathen die Kirche und alles, worauf und worüber man steht, verbergen. Es ist völlig, als wenn man sich auf einer Montgolfiere in die Luft erhoben sähe. Dergleichen Angst und Qual wiederholte ich so oft, bis der Eindruck mir ganz gleichgültig ward, und ich habe nachher bei Bergreisen und geologischen Studien, bei großen Bauten, wo ich mit den Zimmerleuten um die Wette über die freiliegenden Balken und über die Gesimse des Gebäudes herlief, ja in Rom, wo man eben dergleichen Wagstücke ausüben muß, um bedeutende Kunstwerke näher zu sehen, von jenen Vorübungen großen Vortheil gezogen."

Eben zur gleichen Zeit, als er dies schrieb, besuchte ihn RIEMER am 15. 3. 1811 und berichtet [3], Goethe habe diese „Reizbarkeit" als „Sentimentalität" bezeichnet, als einen „Zustand, der große Ähnlichkeit mit dem des Rekonvaleszenten hat." Während der Gesunde „eben einen Puff verträgt", „macht alles einen frischen Eindruck auf ein weiches Herz", und so wird gleichsam ein medizinischer Erklärungsversuch zum Schwindel und zu den Übungen gegen eine solche Funktionsstörung gegeben. Seine Deutung war offenbar ziemlich zutreffend, denn von späteren Berg- oder Turmbesteigungen werden Schwindelzustände in der Tat nicht berichtet, seine Übungen waren erfolgreich.

Daß man von einer medizinischen Anthropologie allein keinen befriedigenden Aufschluß über das Verhältnis: Schwindel = echtem Genuß finden kann, ist aus heutiger Sicht von vornherein klar. Aber der Begriff „Anthropologie" umfaßt ja die Gesamtheit aller jener Bezüge, in deren Mitte der Mensch steht, also auch den Bezug auf geistesgeschichtliche Zusammenhänge.

Aus heutiger physiologischer bezw. medizinischer Sicht erscheint GOETHES Deutung des Zustandekommens des Schwindels auf dem Münsterturm in Straßburg ganz plausibel insofern, als eine gewisse Vasolabilität nach den durchgemachten Krankheiten durchaus zugegeben werden darf. Aber auch abgesehen davon darf man eine vasovegetative Labilität anlagemäßiger Art voraussetzen; dafür spricht jedenfalls die Tatsache, daß er 17 Jahre später bei der Überfahrt von Neapel nach Sizilien und zurück mit einer Seekrankheit zu kämpfen hatte, bei der auch der Schwindel als ein zugehöriges Symptom nicht fehlte.

Als Mediziner [4—9] verbinden wir Zustände des Schwindels zunächst mit dem Vestibularissystem, das nicht ganz zutreffend auch nur als Gleichgewichtsapparat bezeichnet wird. Beschleunigende oder verlangsamende Einflüsse auf die Körperhaltung und ihre Beziehungen zur Umwelt beruhen auf diesem komplizierten Regulationssystem, in dessen Bereich der „Stützmotorik“ und der „Blickmotorik“ ganz wesentliche Bedeutung zukommt; es ist letztlich die Auseinandersetzung mit der Wirkung der Schwerkraft im Raum. Das Erwerben einer aufrechten Körperhaltung und des aufrechten Ganges in frühkindlichem Alter und eine ungestörte Funktion durch das Leben hindurch setzt eine Reihe von Informationen voraus, die für ein gutes Funktionieren unbedingt erforderlich sind. Zu diesen Informationsquellen gehören 1.) der Gesichtssinn, 2.) der Muskelsinn und die Gelenkempfindungen sowie 3.) als wesentliches Sinnesorgan der Vestibularapparat, kurzweg oft als Gleichgewichtsapparat bezeichnet. Dieses kaffeebohnengroße System des Innenohres mit den doppelten Funktionen des Hörens und der Gleichgewichtsregelung ist im Felsenbein gelegen, und beide Funktionen müssen als ganz spezifischer Ausdruck des Humanum angesehen werden; denn ohne Hören keine Sprachentwicklung und ohne die Gleichgewichtsregelung kein aufrechter Gang. Daß man den Vestibularisapparat und seine Bedeutung erst so spät erkannt hat, so spät erst seinen außerordentlich wichtigen Sinn, als man nur von den fünf Sinnen sprach, deutet darauf hin, daß dieser im Verborgenen existierende und nahezu unbewußt funktionierende Sinnesapparat in anatomischer und funktioneller Hinsicht nicht leicht aufzudecken war. Man hat dieses System als „inneres dreidimensionales Koordinatensystem“ bezeichnet, als Bezugssystem, das vom Auge, von der Somatosensibilität und an letzter Stelle auch von akustischer Seite abhängig ist. Einer solchen Dreidimensionalität entsprechen die dem System zugehörigen drei Bogengänge, die senkrecht zueinander stehen und damit gleichsam die drei Ebenen unseres Lebensraumes ausmachen und repräsentieren.

In der Wirbeltierreihe haben sich frühzeitig im Vestibularisapparat zwei Funktionsstellen entwickelt, einerseits Sacculus und Utriculus, die mit ihren Sinnesendzellen der Wahrnehmung unserer Lage oder Stellung im Raum dienen, und die außerdem auf alle linearen oder Progressivbeschleunigungen, also nach vorn, hinten, links, rechts, oben und unten ansprechen; auf der anderen Seite registriert das System der drei Bogengänge die rotatorischen Beschleunigungen. Dieses ganze System mit dem Gesamtkennwort Vestibularissystem gibt seine Perzeptionen auf dem Wege über den Vestibularisnerven nicht nur der Medulla oblongata weiter, sondern auch Hirngebieten wie Stammhirn, Stammganglien, Kleinhirn, Großhirn und dem

Zervikalmark. Solange diese Informationsquellen einwandfrei funktionieren, beachten wir diesen Ablauf nicht; wenn aber an irgendeiner dieser Stellen sich Störungen herausgebildet haben, sei es in der Peripherie oder auch im Zentralnervensystem, so empfinden wir eine solche Störung in der Raum- und Bewegungsorientierung als Schwindel, und es ist klar, daß komplizierte neurootologische Funktionsproben erforderlich sind, um in objektiver Weise die Fehlschaltung bezw. den Ort der gestörten Organfunktion zu bestimmen. Ohne auf die verschiedenen Formen des Schwindels näher einzugehen, etwa im Sinne des früheren Göttinger Otologen Hermann FRENZEL [10], kann aber doch die Erfahrung an den Anfang gestellt werden, daß der Mensch, der vom Schwindel Betroffene, meist gar nicht ohne weiteres in der Lage ist, seine Mißempfindungen in differenzierter Weise auszusprechen, zu schildern. Das liegt z. T. an der vielseitigen Bedeutung des Verbums „schwinden", das sowohl ein „Schwinden der Sinne", besser des Bewußtseins im Sinne einer Ohnmacht, als auch ein Abnehmen speziell der Raumorientierung bei vollem Bewußtsein bedeutet; in diesem letzteren Falle, dem eigentlichen Drehschwindel als Zeichen der Innenohrerkrankung nach MÉNIÈRE [11], von diesem 1861 zum ersten Mal in wesentlichen Bezügen dargestellt, befindet sich die Umwelt in einer Scheindrehung; diese Form ist mit typischen Augenbewegungen, dem Augenzittern = Nystagmus verbunden, und dadurch, daß die Abbilder der Umwelt auf der Netzhaut wandern, wird eine solche Scheindrehung wahrgenommen bezw. empfunden. Wohl am eindrucksvollsten hat MEYER ZUM GOTTESBERGE [12] diese z. Z. gültigen Zusammenhänge dargestellt.

Diese Andeutungen mögen verständlich machen, daß der Mensch, der diese Zusammenhänge nicht kennt, schlechthin von Schwindel und Schwindelgefühl spricht, ob ihn ein Drehschwindel bei vollem Bewußtsein befällt oder eine Ohnmacht mit Bewußtseinsbeeinträchtigung zentralvasomotorischer Natur ihn umfallen läßt. So wird der Mensch auch eine Taumeligkeit, ein Unsicherheitsgefühl oder ein Gefühl der Betrunkenheit dazu rechnen, als ob ihm „der Boden unter den Füßen schwinde." Das Gefühl der Unsicherheit und Gefährdung beim sogenannten Höhenschwindel deutet auf eine gewisse Funktionsminderung im labilen Vestibularis- oder auch Vasomotorensystem hin. Von einer Organerkrankung zu sprechen, wäre demnach nicht wohl unbedingt berechtigt. GOETHE spricht von „Angst und Qual", die er oben auf dem Turm erlebt habe, und ein solches Angstgefühl vermag in der Tat über Zentralstellen des Nervensystems einschließlich des Vegetativums derart dissonierend zu wirken, daß eben das „Gleichgewicht" im weitesten Sinne gestört ist.

Auch bei dem vielfältigen Symptomenkomplex oder Syndrom der Seekrankheit oder Flugkrankheit lassen sich Einzelsymptome feststellen, die dem Schwindelgefühl nahestehen, und die wie der Schwindel im besonderen vom stabilen, ungestörten und unbeschädigten Gesunden nur höchst unsicher oder gar nicht nachempfunden werden können; da ist es so ähnlich wie mit dem Schmerz, den zwar wohl jeder Mensch irgendwie und irgendwo und irgendwann erfahren hat, aber dennoch bleibt die Bezeichnung „Schmerz" sehr im Ungefähr-Bildhaften stecken, weil das personale Erlebnis ja singulären Charakter hat; ähnlich ist es mit dem höchst subjektiv Erlebten und Erlebbaren, das wir mit dem Wort „Schwindel" nur recht ungefähr bezeichnen. Bei solchen Störungen ist die optische Raumorientierung von Bedeutung insofern, als das Fixieren weit entfernter, stillstehender Objekte dem Schwindel entgegenzuwirken vermag. So wird es jedenfalls dem Seekranken von stabilen Persönlichkeiten immer wieder empfohlen, sich einerseits in die Mitte der Schiffsachse zu stellen, um weniger Schlingerbewegungen mitzumachen, andererseits den Horizont zu fixieren, zumal wenn er als Festlandhorizont sichtbar ist. Zu einem solchen Entsicherungsschwindel gehört auch das Unsicherheitsgefühl von Autofahrern, die in der Dunkelheit mit dem Eindruck vorbeifahrender Autos nur unvollkommen fertig werden insofern, als eine höchst flüchtige, aber eben bemerkbare Schwindelerscheinung auftreten kann.

Daß ein genetischer Faktor bester Qualität des Vestibularissystems durchaus Geltung haben mag, ist kaum zu bezweifeln, denn jene Menschen, die einem starken und schnellen Wechsel der Gravitation ausgesetzt sind, wie Ballettänzer, Eiskunstläufer und Trapezkünstler, dürften wohl über eine besonders verläßliche Anlage verfügen, ohne daß freilich der Faktor der Habituation ganz außer acht zu lassen wäre.

Das Stichwort „Habituation" leitet über zu Goethes Übungen auf dem Straßburger Münsterturm, denn solche Übungen sind jedenfalls weitgehend erfolgreich bei jenen vorwiegend vasomotorisch bestimmten Schwindelzuständen, keineswegs aber beim echten Ménière-Syndrom, das einem rein vestibulären Symptomenkomplex entspricht, ohne daß damit freilich von vornherein präzise Einzelheiten über seine Ätiologie ausgesagt wären.

Vom Gleichgewichtsapparat bezw. Vestibularisapparat und seinen Funktionsbezügen konnte vor 150—200 Jahren keine befriedigende Kenntnis vorhanden sein, wohl aber wurde längst als Ausdruck speziellen menschlichen Verhaltens die aufrechte Körperhaltung, der aufrechte Gang hervorgehoben, und Herder war es, der gerade dieser Eigenschaft höchste anthropologische Bedeutung zumaß. „Der Mensch ist der erste Freigelassene der Schöpfung, er steht aufrecht", so schreibt er in den „Ideen zur Philosophie der Geschichte der Menschheit". „Die Waage des Guten und Bösen, des

Falschen und Wahren hängt in ihm, er kann forschen, er soll wählen.“ [13] Diese Wage ist es, sein letztverantwortliches Gewissen, das nach Kleinheit und Größe zu richten vermag. Auf die Freiheit der Entscheidung, auf die Freiheit kommt es an, und sie entspricht der aufrechten Haltung des Menschen, gleichsam sichtbares Symbol einer solchen geistig-sittlichen Haltung; unser Wort „Aufrichtigkeit“ faßt körperliche und sittliche Haltung einheitlich zusammen.

HERDER spricht von der „Waage des Guten und Bösen“, GOETHE hebt an der zitierten Stelle die Diskrepanz „unserer Kleinheit“ und „unserer Größe“ als Ursache des Schwindels hervor, und so muß das Gleichgewicht jener anzustrebende Zustand sein, der als anthropologische Aufgabe vorgegeben ist, der errungen werden kann und soll, der aber auch — wie auf dem Münsterturm — durch eine „gewisse Reizbarkeit“ als restliche Folge durchgemachter Krankheit gestört sein kann. Enger kann eine psychosomatische Einheit kaum gesehen und gefühlt werden als mit einer solchen Blickrichtung auf Gleichgewicht gegenüber dem Schwindel. GOETHES zielbewußte Übungen auf dem Münsterturm dienen der Aufhebung eines vasomotorischen Entsicherungsschwindels, und dabei vergleicht er seine Empfindung in dieser Höhe, „als wenn man sich auf einer Montgolfiere in die Luft erhoben sähe.“ Von diesem Wort, sich „erhoben“ zu sehen, könnte es gelingen, weiter zu kommen, und man findet in der Tat eine Brücke in SCHILLERS „Zerstreuten Betrachtungen über verschiedene ästhetische Gegenstände“ von 1793 [14]. Er führt darin aus, daß, wenn das Gemüt sich bei bestimmten Vorstellungen „begeistert und über sich selbst gehoben fühlt, so bezeichnet man sie mit dem Namen des Erhabenen, obgleich den Gegenständen selbst objektiv nichts Erhabenes zukommt und es also wohl schicklicher wäre, sie erhebend zu nennen.“

Fast 30 Jahre früher hat KANT in seinen „Beobachtungen über das Gefühl des Schönen und Erhabenen“ (1764) es so ausgedrückt: „Eine große Höhe ist eben sowohl erhaben als eine große Tiefe; allein diese ist mit der Empfindung des Schauderns begleitet, jene mit der Bewunderung; daher diese Empfindung schreckhaft erhaben und jene edel sein kann.“ [15]. Aber in der „Kritik der Urteilskraft“ (1790) geht er auch in anderer Weise noch darauf ein [16]. Da heißt es ganz einfach: „Erhaben ist also die Natur in derjenigen ihrer Erscheinungen, deren Anschauung die Idee ihrer Unendlichkeit bei sich führt.“ Freilich sei nicht jeder Mensch dazu fähig: „Die Stimmung des Gemütes zum Gefühl des Erhabenen erfordert eine Empfänglichkeit desselben für Ideen.“ Und er hebt die Ambivalenz des Erlebnisses hervor, die einerseits den Eindruck des Unendlichen erweckt, andererseits das Erschrecken vor dem Abgrund. Dem „rohen Menschen“ sei nur der

Zugang zum Erlebnis des Abschreckenden möglich, während die „Entwicklung sittlicher Ideen“ ihm unerreichbar ist, der Zugang zum „Moralischen“ sei ihm nicht erschlossen.

Wie stark die Vorstellungen und das Gefühl des Erhabenen gerade der Bergwelt waren, damals vor 200 Jahren, liest man noch bei Alexander von Humboldt in seinem „Kosmos“: „Das Gefühl des Erhabenen, insofern es aus der einfachen Naturanschauung der Ausdehnung zu entspringen scheint, ist der feierlichen Stimmung des Gemüts verwandt, die dem Ausdruck des Unendlichen und Freien im Bereich des Geistigen zugehört. Auf dieser Verwandtschaft beruht der Zauber des Unbegrenzten ...“ [17]. Von Schwindel liest man nichts in Humboldts Schilderung von Bergbesteigungen, und Schillers dichterische Übertreibung beim Blick auf den Jenzig bei Jena würde er kaum zugelassen haben; denn im „Spaziergang“ [18] heißt es: „Blicke mit Schwindeln hinauf, blicke mit Schaudern hinab“, und beides kann selbst dem Vestibularis- bzw. Vasomotorenlabilsten in bezug auf den Jenzig nicht wohl nachgesagt werden! Andererseits hat Schiller Kantische Ideen in seinem Aufsatz „Vom Erhabenen“ [19] von 1793 deutlicher ausgeführt, und in der großen Schrift „Über das Erhabene“, 1801 erstmals im Druck erschienen, noch beträchtlich erweitert. Der unter vielen Bedrohungen lebende und leidende Mensch ist entweder solchen pressorischen Gewalten „realistisch“ ausgeliefert, oder er erwirbt die Fähigkeit, „idealistisch“ aus der Naturgebundenheit herauszutreten und sie „dem Begriff nach zu vernichten“, indem eine „moralische Kultur“ ihm Kraft und Richtung dafür bestimmt. Es ist das Gefühl des Erhabenen, mit dessen Hilfe er „ernst und schweigend nur mit starkem Arm über die schwindlichte Tiefe“ getragen werde.

Diese „schwindlichte Tiefe“ bringe gleichsam die eigene Kleinheit und Begrenztheit gegenüber dem Großartig-Machtvollen der Natur zum Bewußtsein und erwecke damit erst recht eigentlich das Gefühl der Unendlichkeit. Von hier aus sollte Montans Ausspruch verständlicher werden, daß „uns vor einem großen Anblick schwindelt.“ Und die Steigerung der Schlußfolgerung: „Es ist ja überhaupt kein echter Genuß als da, wo man erst schwindeln muß“, weist auf die Ranghöhe eines solchen Erlebnisses hin, das „die Idee der Unendlichkeit bei sich führt.“ (Kant).

Auf Kant oder seinen Vorgänger Burke [20] einzugehen, würde zu weit führen, aber auf Herder sollte doch in diesem Zusammenhang hingewiesen werden; in einer der Akademie der Wissenschaften vorgelegten „Abhandlung über den Ursprung der Sprache“ [21] hebt er die psychologischen Zusammenhänge hervor, die den gesamten Gefühlskomplex andeuten, der etwa bei dem seelischen Erlebnis des Anhörens eines Gedichtes mitschwingen kann. Dabei geht er u. a. auf Kindheitserlebnisse zurück, auf die ganz unmittelbare

Wirkung, die ein offenbar folkloristisches Gedicht oder ein Lied gehabt hat: „Diese Worte, dieser Ton, diese Wendung dieser grausenden Romanze usw. drangen in unserer Kindheit, da wir sie das erstemal hörten, ich weiß nicht, mit welchem 'Heere von Nebenbegriffen' des Schauders, der Feier, des Schreckens, der Furcht, der Freude in unsere Seele. Das Wort tönt, und wie eine Schar von Geistern stehen sie alle mit Einmal in ihrer dunklen Majestät aus dem Grabe der Seele auf: sie verdunkeln den reinen, hellen Begriff des Worts, der nur ohne sie gefaßt werden konnte. Das Wort ist weg, und der Ton der Empfindung tönet." Aus dem „Grab der Seele", also aus der Tiefe unbewußten Seelenlebens tritt dieser Komplex hervor, und der Schauder wird an erster Stelle genannt. Wir Heutigen lassen einen solchen Komplex in seiner Gesamtheit, als „Heer von Nebenbegriffen" nicht wohl zu, weil die Tendenz analysierender Begriffstrennung und Ausdeutung durchaus überwiegt; so werden Angst und Furcht heute wesensmäßig unterschieden, und so steht es um andere solcher „Nebenbegriffe", um mit HERDER zu reden. Für ihn und andere Zeitgenossen ist jedenfalls der Erlebnischarakter des Zurückweichens, Zurückschreckens, Zurückschauderns vor etwas Gefahrdrohendem oder Unheimlichem mit dem Begriff des Schauders ausgedrückt, und sinngemäß ist darin auch der Schwindel impliziert insofern, als die Erfahrung des Entsicherungsschwindels aus einer „erhobenen" Höhe darin mitschwingt.

Geht man aber zunächst diesen Umweg weiter, um dem Begriff des Schauderns vor der Tiefe den Vorrang zu geben aus der Reihe von „Nebenbegriffen", so kann das GRIMMsche Wörterbuch [22] weiterhelfen; hier wird darauf hingewiesen, daß das Verbum „schaudern" von „schüttern", etwa von „erschüttern" oder auch von „schuddern" abzuleiten ist, das einer Hautempfindung typischer Art korreliert ist, nicht ganz unähnlich einer Empfindung beim Frostgefühl, aber auch bei Gefühlen des Entsetzens, bei dem sich die Haare fast sträuben könnten, oder überhaupt bei einer starken gefühlsmäßigen Ergriffenheit, etwa bei einem musikalischen Erlebnis, das einem einen Schauder über den Rücken fließen läßt. Von hier aus betrachtet ist es ganz selbstverständlich, daß „das Schaudern der Menschheit bestes Teil ist", indem ein psychosomatisches Ganzheitserlebnis nicht zu steigernden Charakters sich hier manifestiert.

Sucht man aber von hier aus zum ganz speziellen Ausdruck seelischer Symbolhaftigkeit zurückzufinden, so läßt sich ein Sinnzusammenhang ausmachen. GOETHE verwendet den Schwindel und das Verbum „schwindeln" keineswegs nur in einseitiger Bedeutung für zurückweichendes Schaudern, sondern ganz entgegengesetzte Erlebnisse gehen sogar mit einer neuro-vegetativen Schwindelerregung einher. Die Tagebucheintragung vom 2. April 1780 lautet: „Früh gleich wieder munter u. geschäfftig um 10 mit Kalb 2 Stunden lange Erörterung, er ist sehr herunter. Mir schwindelte vor dem Gipfel des Glücks auf dem ich gegen so einen menschen stehe.“ [23] Und überströmend vor Glücksgefühl fährt er fort: „Manchmal möcht ich wie Polykrates mein Liebst Kleinod ins Wasser werfen. Es glückt mir alles was ich nur angreife.“ Dagegen seufzt Mignon in ihrem sehnsuchtsvollen Duett mit dem Harfner: „Es schwindelt mir, es brennt / Mein Eingeweide / Nur wer die Sehnsucht kennt / Weiß, was ich leide!“ [24] In der Tagebuchaufzeichnung ist der „Gipfel des Glücks“, der Blick von der Höhe auf die Tiefgestimmtheit des Gesprächspartners noch im Symbolwert enthalten; anders in Mignons Lied, in dem lediglich das tiefe Erschüttertsein ausgesprochen ist, das bis in die „Eingeweide“, sprich: bis ins Innerste hineinreicht, ohne daß ein Bezug auf eine Gleichgewichtsstörung spürbar wäre, wohl aber tiefste innerste Ergriffenheit. In dem Faustzitat läßt GOETHE in der substanziierten Verbalform den Tätigkeitscharakter noch wirksamer hervortreten, so daß in den darauf folgenden Versen der Sieg über die „empirische“ Wirklichkeit gewonnen wird: „Wie auch die Welt ihm das Gefühl verteure/, Ergriffen, fühlt er tief das Ungeheure.“ [25]

Wohl kaum ist eine solche Ergriffenheit der Welt gegenüber eindringlicher dargestellt worden als in der Szene auf der Sternwarte in den „Wanderjahren“. Der Betrachter ist überwältigt von diesem Eindruck des gestirnten Himmels über ihm, und: „Ergriffen und erstaunt hielt er sich beide Augen zu. Das Ungeheure hört auf erhaben zu sein, es überreicht unsere Fassungskraft, es droht uns zu vernichten. Was bin ich denn gegen das All? sprach er zu seinem Geiste: wie kann ich ihm gegenüber, wie kann ich in seiner Mitte stehen?“ [32] „Ergriffen und erstaunt“ ist Ausdruck einer emotionalen Tiefenwirkung, die ganz im Einklang steht mit dem Platonischen ϑαυμάζειν, und hier, im „Theaitetos“ [33], spricht der Jüngere beim Einblick in philosophische Zusammenhänge davon, daß er außerordentlich erstaunt sei (ὑπερφυῶς ὡς ϑαυμάζω) über die Zusammenhänge, so daß ihn gerade schwindle bei dieser Einsicht (σκοτοδινιῶ). Sokrates bestätigt ihn und hebt ganz ausdrücklich betonend hervor: „es gibt keinen anderen Anfang der Philosophie als diesen“, nämlich das ϑαυμάζειν, das Erstaunen.

Überblickt man nun aber das „Heer der Nebenbegriffe“ HERDERS noch einmal, die Fülle neurovegetativer psychosomatischer Korrelationen, ausgelöst durch seelische Erlebnisse, so ist die Überwältigung, die tiefste Ergriffenheit als Ursache für die Entsicherung anzusetzen, und die aufrechte Haltung, der aufrechte Gang auf dieser kleinen Grundfläche, dieser Wertmaßstab für den Menschen als „ersten Freigelassenen der Schöpfung“ wird symbolhaft mit dem Höhenschwindel angesprochen. So kann Montan sagen:

„Aber es ist ja überhaupt kein echter Genuß, als da, wo man erst schwindeln muß.“ Erst da, wo diese letzte, anthropologisch entscheidende Stelle trotz so starker regulativer Sicherungen gestört ist, muß es sich um ein Erlebnis handeln, das bis ins letzte, tiefste eingreift, bis auf den Grund erschüttert und aus dem Gleichgewicht wirft. Wenn „das Schaudern der Menschheit bestes Teil ist“, so ist dies die psychosomatische Erregbarkeit überhaupt gegenüber Kaltschnäuzigkeit, Starre, überheblicher doktrinärer Sicherheit oder ähnlichem; der Schwindel aber weist demgegenüber hinaus oder hinauf auf eine nicht mehr zu steigernde Erlebnistiefe, ist ein Superlativ. Daß somit das „Erhabene“ dem hohen Berggipfel symbolhaft zugrunde liegt, erweitert das Schwindelgefühl in nicht zu übertreffendem leibseelischen Ganzheitscharakter zu einer Höhe, die wir sprachlich nicht zu übersteigen vermögen.

Einer derart hochgegipfelten seelisch-geistigen Leistung sind naturgemäß nicht nur Grenzen gesetzt, sondern auch Entgleisungen im Sinne eines nicht geglückten Aufstiegs, eines „mißglückten Daseins“ gehören beispielhaft in den Bereich menschlichen Daseins. So ist fraglos die Phantasie, wenn sie Luftschlösser baut, ein gefährlicher, irreleitender Führer bei einem Höhendrang oder Höhenflug, so wie ihn IBSEN in seinem „Baumeister Solneß“ gestaltet hat, der beim Absturz aus schwindelnder Höhe den Tod fand. Bei einer solchen Entgleisung, einer „Verstiegenheit“, wie sie BINSWANGER [34] aus der Sicht der Verschiebung anthropologischer Proportionen bezeichnet hat, ist der Schwindel Symptom mißglückten Unterfangens, die Höhe mit unsicher schwankenden Tendenzen des Hin und Her zu gewinnen, so daß etwas von Selbstüberschätzung und Selbsttäuschung in die mißgeleiteten Proportionen hineinkommt, eben eine Gleichgewichtsstörung, ein Element des Schwindels. Aus der Sicht der anthropologischen Möglichkeit der Entgleisung ins Unwerte ist es zu verstehen, daß dieser Zentralbereich hoher menschlicher Funktionsbezüge, eines zu erhaltenden Gleichgewichts, aber auch dazu ausersehen wurde, um in sehr bewußter Weise einzuwirken, um diese an sich wohlfundierte Basis auf das intensivste zu erschüttern, auch Schaudern und Schwindel zu erzeugen.

Noch vor 150 Jahren war die Behandlung Geisteskranker ein dunkles Gebiet, das erst sehr allmählich um die Mitte vorigen Jahrhunderts einer rationalen Erkenntnis zugänglich gemacht wurde. Vorher aber, ehe man erkennen lernte, daß „Geisteskrankheiten = Gehirnkrankheiten“ sind (GRIESINGER, [26]), war es ein kaum lösbares Problem, mit tobenden Geisteskranken fertig zu werden. Der englische Arzt Joseph Mason Cox hebt die Anregung des Erasmus DARWIN hervor, durch physikalische Einflüsse von Schaukelvorrichtungen mit Drehbeschleunigungen beliebiger Art auf jene entscheidende Zentralstelle bzw. auf jenes Vestibularsystem im weitesten Sinne

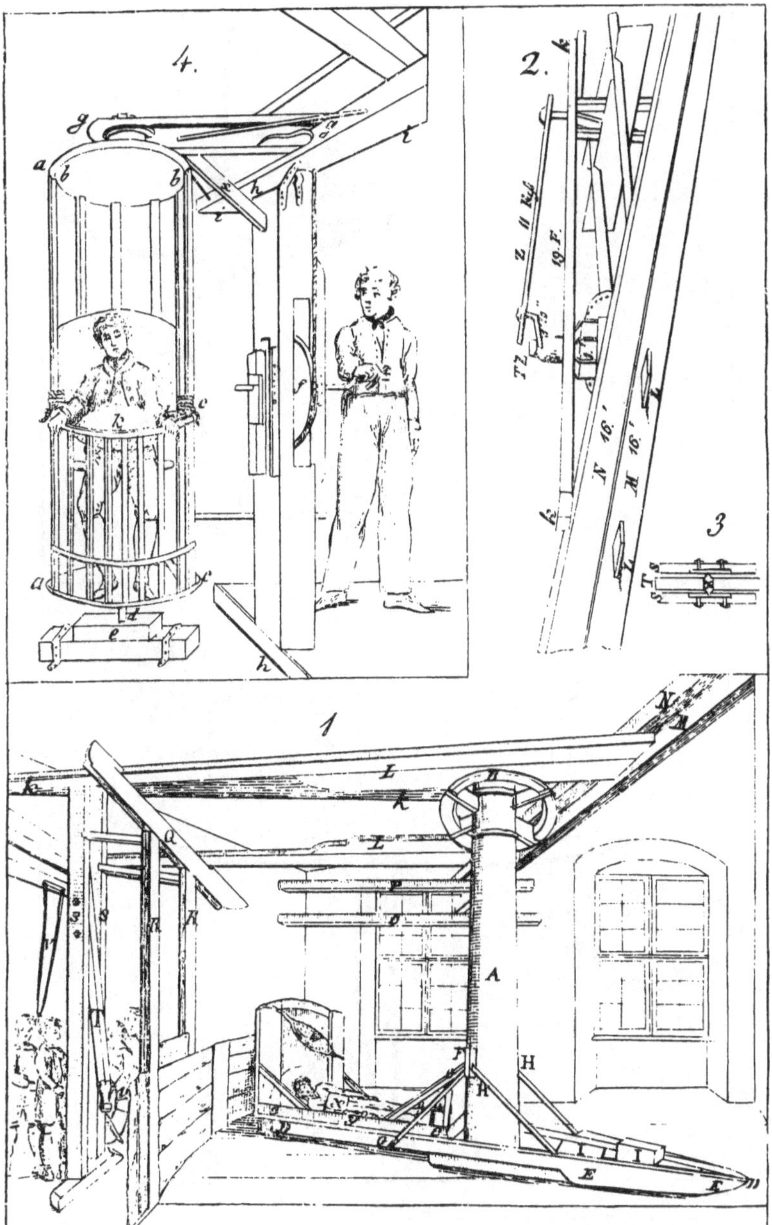

Abb. 1

TAFEL II

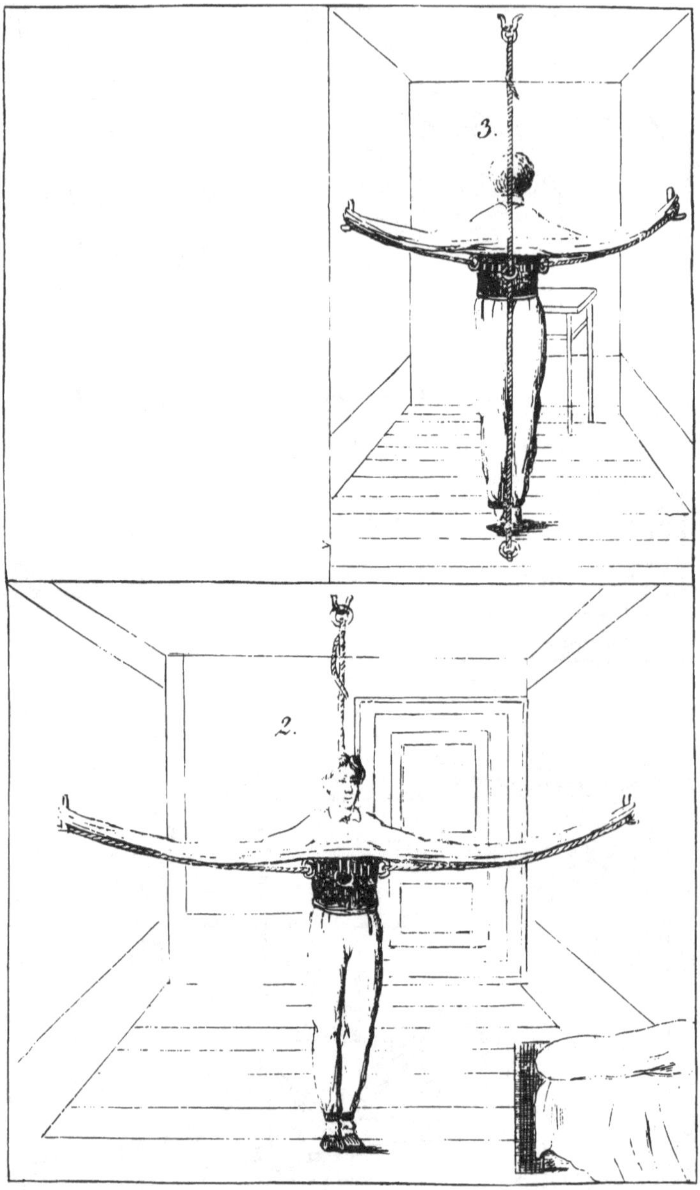

Abb. 2

einzuwirken. Cox selbst hat in seinem 1806 erschienenen Werk „Praktische Bemerkungen über Geisteszerrüttung" [27] Anweisungen dieser Art gegeben, und die 1811 erschienene deutsche Ausgabe hat in Deutschland besondere Aufmerksamkeit ausgelöst, da der Hallenser Kliniker REIL in einem Anhang dazu sich zu solchen Methoden in sehr positiver Weise geäußert und Vervollständigungen vorgeschlagen hat. REIL hat durch maschinelle Perfektionierung in Form eines Drehstuhls, eines Drehbettes oder einer Drehmaschine durch beliebig zu variierende Drehgeschwindigkeit auf das intensivste einzuwirken versucht. Der Sinn lag darin, durch schnelle Umdrehungen der Maschinerie die sonst vestibularmäßig gesicherte Person durch den Eingriff ganz aus dem Gleichgewicht zu zwingen. Ein solcher Eingriff führte zu Schwindel mit Übelkeit und Erbrechen und bewirkte schockartig eine Unterbrechung tobsüchtiger Expansionen. Man griff damals zu einer solchen, uns heute sehr unmenschlich anmutenden Methode, da man nicht in der Lage war, charakterologische Unarten von Geistes- = Gehirnkrankheiten zu unterscheiden, und so galt diese Methode als „wirksamstes Bestrafungsmittel", das wir einer Schockbehandlung zuordnen möchten. Als CARUS 1817 in Berlin war, besuchte er auch die Irrenabteilung der Charité, die damals unter der Leitung HORNS [28] stand. CARUS berichtet ausführlich über seine Eindrücke und schildert jene „Zwangsmittel" gegen „Widerstrebende", die Drehmaschine und den Drehstuhl, „auf welchem der Kranke ein paarmal im Kreise herumgewirbelt wurde, bis er blindlings befolgte, was ihm aufgegeben war." Aber CARUS hatte doch gewisse Bedenken, denn „es drängten sich freilich manche gerechte Zweifel ein, ob nicht des Guten hierbei etwas zuviel geschehen möchte." [29]

Zu solchen Maßnahmen auf psychiatrischen Abteilungen gehörte aber auch der Stehzwang, bei dem die Vertikalstellung der Person erzwungen wurde, durch Stricke und entsprechende Halterungen über längere Zeit fixiert; auch hier mußte die Überlastung des Vestibularissystems mit allen seinen komplexen vasomotorischen Zusammenhängen sich ähnlich auswirken wie bei den Drehmaßnahmen, nur hier beim Stehzwang die vasomotorischen Regulationen ganz vorwiegend schlimm belastend. Die Abbildungen 1 und 2 entstammen der Arbeit HORNS. Wenn CARUS meinte, es könne bei den Drehmaßnahmen vielleicht „des Guten etwas zuviel" geschehen, so ist der gut gemeinte Stehzwang mehr als 100 Jahre später zum exquisit Bösen angewendet worden. Manche inhumanen politischen Systeme der Welt haben auch noch in unserem Zeitalter den Stehzwang angewendet zur Folterung mißliebiger Personen, nur wurde hier auf Halterungen verzichtet, vielmehr wurde die zu quälende Person gezwungen, aus der aufrechten Haltung nicht abzuweichen, bis sie umfiel, um dann wieder aufgescheucht zu werden. Die Brechung eines an sich fundamental gesicherten Funktionskreises durch Gewaltmaßnahmen am Vestibularissystem im weitesten Sinne, also auch in den vasomotorischen Zusammenhängen, kann und muß somit als Schockbehandlung mehr oder weniger hochgradiger Art angesehen werden, und nicht anders steht es um den orthostatischen Kollaps, der im „Stehzwang" ausgelöst wird.

Eine solche Brechung der Persönlichkeit im „Stehzwang" durch Auslösen vasomotorisch-schwindelartiger Entgleisungen unter Ausschaltung vestibulärer Regulationsmöglichkeiten befindet sich gleichsam am entgegengesetzten Ende einer Strecke, an deren anderem Ende GOETHES Zuordnung des Schwindels zum Erlebnis des Erhabenen steht. Es braucht nicht hervorgehoben zu werden, daß uns Heutigen die „ideelle Wirklichkeit" des Erhabenen weit weggerückt ist gegenüber der bewundernswerten Perfektionierung in wissenschaftlich-technischer Hinsicht aller Art. Mir ist nichts darüber bekannt, ob Astronauten bei Ihrem Gang über die Mondoberfläche von Schwindel erfaßt worden sind. Wenn ja, so dürfte diese Störung wohl durch den Verlust der Einwirkungen der Schwerkraft der Erde bedingt gewesen sein, nicht aber durch das Gefühl der „Kleinheit" gegenüber der „Unendlichkeit" im Sinne KANTS und SCHILLERS.

Somit ist nicht nur das „Erhabene" aus unserem Sprachgebrauch verloren worden, sondern auch der Schwindel spielt in dem „Heer der Nebenbegriffe" bei seelischen Bewegtheiten und Erregungen kaum noch eine Rolle. Sind doch auch andere Zeichen der innersten Bewegtheit aus dem „Heer der Nebenbegriffe" selten geworden, eben weil das Ergreifen im Sinne des Leistbaren, des Machbaren durch technische Perfektion bei weitem die Tendenz des Ergriffenwerdens und Ergriffenseins überwiegt. In dem Briefwechsel zwischen Max RYCHNER und Carl J. BURCKHARDT ist die Rede davon, daß der 17jährige André GIDE als Gymnasiast mit seinem Freund Pierre Louys den II. Teil von GOETHES Faust las und vor Ergriffenheit in Tränen ausgebrochen sei. RYCHNER fragt in seinem Brief vom 15. 2. 1954: „Tun das Siebzehnjährige bei uns?" In Klammern ist schamhaft hinzugefügt: „Il avait le don des larmes." [30]

So ist es aber auch nur logisch, dem Schwindel seinen Platz in der Kategorie pathologischer, medizinischer Symptomatik anzuweisen. Dennoch aber, obgleich eine solche Transposition vor sich gegangen ist in einer Gefühlswelt, in der auch „le don des larmes" bei erhebenden Erlebnissen selten geworden ist, kann man doch nicht von einer radikalen Beseitigung des Schwindels aus der Fülle von Empfindungen sprechen. So bewegt und erregt einen ganz besonders, in HEISENBERGS Buch „Der Teil und das Ganze" [31] die Schilderung zu lesen, die an Montans Ausspruch erinnert und an das Platonische θαυμάζειν. HEISENBERG rang damals mit dem Problem der Gültigkeit des Energiesatzes um exquisit mathematische Probleme. Es war für ihn eine sehr erregende Arbeit in jener Nacht des Jahres 1925, und er schreibt: „Als sich bei den ersten Termen wirklich der Energiesatz bestätigte, geriet ich in eine gewisse Erregung, so daß ich bei den folgenden Rechnungen immer wieder Rechenfehler machte. Daher wurde es fast drei Uhr nachts, bis das endgültige Ergebnis der Rechnung vor mir lag. Der Energiesatz hatte sich in allen Gliedern als nützlich erwiesen, und — da dies ja alles von selbst, sozusagen ohne jeden Zwang herausgekommen war — so konnte ich an der mathematischen Widerspruchsfreiheit nicht mehr zweifeln. Im ersten Augenblick war ich zutiefst erschrocken. Ich hatte das Gefühl, durch die Oberfläche der atomaren Erscheinungen hindurch auf einen tief darunter liegenden Grund von merkwürdiger innerer Schönheit zu schauen, und es wurde mir fast schwindlig bei dem Gedanken, daß ich nun dieser Fülle von mathematischen Strukturen nachgehen sollte, die die Natur dort unten vor mir ausgebreitet hatte". HEISENBERG [31] schildert dann, daß er in der Morgendämmerung das Haus verlassen habe, um einen hohen ins Meer vorspringenden Felsturm zu besteigen, „und ich erwartete auf seiner Spitze den Sonnenaufgang."

Es widerstrebt mir, dieser Darstellung HEISENBERGS noch irgendwelche literarisch-analysierende Sätze hinzuzufügen. Immerhin ordnet sich sogar der Schwindel noch in einen Sinnzusammenhang, in dem er in psychosomatischem Ganzheitserlebnis des Ergriffenseins symbolhaft Gestalt gewinnt, also dann, wenn stärkste Erlebnisse das sonst so gesicherte Gleichgewicht erschüttern.

LITERATUR

[1] GOETHE: WA I, 24, 41 ff.

[2] GOETHE: WA I, 27, 256 ff.

[3] GOETHES Gespräche. II. Bd. Artemisausg. S. 635.

[4] TRINCKER, D.: Physiologie des Gleichgewichtsorgans. Hdb. d. HNOhrenheilkunde. Bd. III. T. 1. Stuttgart 1965.

[5] STENGER, H. H.: Schwindelanalysen. Ebda. Bd. III. 1965.

[6] ROSSBERG, G. und STENGER, H. H.: Klinik der peripheren Vestibularisstörungen. Ebda. Bd. II. T. 3.

[7] KORNHUBER, H.: Physiologie und Klinik des zentralvestibulären Systems (Blick- und Stützpunktmotorik). Ebda. Be. III. T. 3. 1966.

[8] SCHALTENBRAND, G.: Krankheiten des Nervensystems. Lehrb. d. Inn. Med. II. Bd. Stuttgart 1966.

[9] GLEES, F.: Das menschliche Gehirn. Stuttgart 1968.

[10] FRENZEL, H.: Zur Systematik, Klinik und Untersuchungsmethodik der Vestibularisstörungen. Berlin/Göttingen/Heidelberg 1961.

[11] MÉNIÈRE, P.: Mémoire sur les lésions de l'oreille interne. Bull. de l'académie impériale de Méd. 1860/61. S. 241.

[12] MEYER ZUM GOTTESBERGE, A.: Entwicklung und Probleme der Innenohrforschung. Festvortrag 1970. Verh. d. Ges. Dt. Nat. f. u. Ärzte. 1971. S. 5 ff.

[13] HERDER, H. G.: Ideen zur Philosophie der Geschichte der Menschheit. I. 4. Buch. 1784.

[14] SCHILLER, Fr.: Zerstreute Betrachtungen über verschiedene ästhetische Zustände. (1793) Werke Hanser-Ausg. V, S. 543 ff.

[15] KANTS Werke: Beobachtungen über das Gefühl des Schönen und Erhabenen (1764). Ausg. d. Preuß. Akademie d. Wissenschaften. Bd. II. S. 208 ff. 1912.

[16] KANTS Werke: Kritik der Urteilskraft (1970). Ebda. V. S. 254 ff. 1913.

[17] v. HUMBOLDT, A.: Kosmos I. Einleitende Betrachtungen. 1845.

[18] SCHILLER, Fr.: Werke Hanser-Ausg. I, 228 ff.

[19] SCHILLER, Fr.: Werke. Ebda. V, 489 ff.

[20] BURKE, E.: Philosophische Untersuchungen über den Ursprung der Begriffe vom Erhabenen und Schönen. Riga. 1773.

[21] HERDER, J. G.:Sämtl. Werke (B. SUPHAN) 5. Bd. 1891. S. 16/17 (1772).

[22] Deutsches Wörterbuch (GRIMM) S. 2654 ff.

[23] GOETHE: WA III, 1, 114/15.

[24] GOETHE: WA I, 2, 114.

[25] GOETHE: WA I, 15, 72/73 (6271–74).
[26] GRIESINGER, W.: Bemerkungen über die Diagnostik der Gehirnkrankheiten. 1861.
[27] COX, J. M.: Praktische Bemerkungen über Geisteszerrüttung mit Anhang von Prof. REIL. Halle 1811.
[28] HORN, E.: Öffentliche Rechenschaft über meine 12jährige Dienstführung. Berlin 1818.
[29) CARUS, C. G.: Denkwürdigkeiten aus Europa. Hamburg 1963. S. 145 ff.
[30] BURCKHARDT, Carl J. und RYCHNER, Max: Briefe. 1970. S. 161.
[31] HEISEBBERG, W.: Der Teil und das Ganze. München 1969. S. 89/90.
[32] GOETHE: WA I, 24, 181.
[33] PLATON: Theaitetos. Werke L. SCHNEIDER. 2. Bd. S. 581/82.
[34] BINSWANGER, L.: Drei Formen mißglückten Daseins. Tübingen 1956.

SITZUNGSBERICHTE DER SÄCHSISCHEN AKADEMIE DER WISSENSCHAFTEN ZU LEIPZIG

MATHEMATISCH-NATURWISSENSCHAFTLICHE KLASSE

Band 107

Heft 1 Prof. Dr. Ott-Heinrich Keller, Die Homologiegruppen der Flächen 3. Ordnung 1965. 15 Seiten — 8° — M 2,30

Heft 2 Prof. Dr. Franz Runge, Grignard und die nach ihm benannte Synthese 1966. 17 Seiten — 3 Abbildungen — 8° — M 2,30

Heft 3 Prof. Dr. Karl Schmalfuss, Zur Kenntnis der Bodenbildung 1966. 13 Seiten — 4 Tabellen — 8° — M 1,40

Heft 4 Dr. Bodo Renschuch, Verallgemeinerungen des Bezoutschen Satzes 1966. 41 Seiten — 8° — M 4,50

Heft 5 Prof. Dr. med. Rolf Emmrich, Realität und Theorie des Alterns 1966. 20 Seiten — 9 Abbildungen — 8° — M 2,60

Heft 6 Prof. Dr. Wilhelm Maier, Nichteuklidische Volumina 1967. 20 Seiten — 16 Abbildungen — 8° — M 2,80

Heft 7 Dr. Lothar von Wolfersdorf, Zur Berechnung optimaler Strategien für Spiele über dem Einheitsquadrat mit an der Hauptdiagonalen unstetigen Auszahlungsfunktion 1968. 53 Seiten — 8° — M 5,70

Band 108

Heft 1 Prof. Dr. Paul Görlich / Dipl.-Phys. Detlef Güldner / Dr. Hans-Joachim Pohl, „Elektronische Spektralmessung“ mit steuerbaren Photovervielfachern 1967. 12 Seiten — 9 Abbildungen — 1 Tabelle — 8° — M 2,10

Heft 2 Prof. Dr. Manfred Gersch, Neuroendokrinologie der Insekten 1968. 33 Seiten — 12 Abbildungen — 1 Kunstdrucktafel — 8° — M 4,—

Heft 3 Prof. Dr. Hasso Essbach, Die Bedeutung der Morphologie in der Heilkunde 1968. 16 Seiten — 1 Textabb. — 13 Abb. auf 8 Kunstdrucktaf., davon 11 vierfarbig — 8° — M 12,80

Heft 4 Prof. Dr. Ott-Heinrich Keller, Über eine Definition von S. Lefschetz in der topologischen Schnitttheorie 1969. 29 Seiten — 1 Abbildung — 8° — M 4,—

Heft 5 Prof. Dr. Wolfgang Tutschke, Das Reziprozitätstheorem für eine Klasse pseudoholomorpher Funktionen mehrerer komplexer Variabler 1969. 19 Seiten — 8° — M 3,30

Heft 6 Prof. Dr. med. Dr. h. c. Walter Brednow, Von Lavater zu Darwin 1969. 31 Seiten — 14 Abbildungen im Anhang — 8° — M 5,50

Heft 7 Prof. Dr. Franz Runge, Organische Disulfimide in Wissenschaft und Technik 1970. 24 Seiten — 2 Abbildungen — 8° — M 3,60

Band 109

Heft 1 Prof. Dr. ERICH RAMMLER, Über die Theorien der Braunkohlenbrikettentstehung 1970.
38 Seiten — 13 Abbildungen, davon 2 auf 2 Kunstdrucktafeln — 8° — M 4,—

Heft 2 Prof. Dr. WOLFGANG TUTSCHKE, Stammfunktionen komplexwertiger Funktionen 1970. 20 Seiten — 8° — M 3,70

Heft 3 Dr. habil. GÜNTHER EISENREICH, Zur Syzygientheorie und Theorie des inversen Systems perfekter Ideale und Vektormoduln in Polynomringen und Stellenringen 1970. 88 Seiten — 8° — M 11,—

Heft 4 Prof. Dr. med. ROLF EMMRICH, Hochdruck und Hyperlipidämie (Hypercholesterinämie) als Risikofaktoren für die Entstehung der Arteriosklerosen 1971. 23 Seiten — 10 Abbildungen — 4 Tabellen — 8° — M 3,90

Heft 5 Prof. Dr. HANS DRISCHEL, Biologische Rhythmen
1972. 57 Seiten — 31 Abbildungen — 1 Tabelle — 8° — M 6,60

Heft 6 Prof. Dr.-Ing. Dr. h. c. KURT SCHWABE, Konzentrierte Elektrolytlösungen — Thermodynamische und kinetische Eigenschaften
1972. 49 Seiten — 27 Abbildungen — 2 Tabellen — 8° — M 7,50

Heft 7 Prof. Dr. WOLFGANG TUTSCHKE, Konstruktion von globalen Lösungen mit vorgeschriebenen Singularitäten bei partiellen komplexen Differentialgleichungssystemen 1972. 24 Seiten — 8° — M 4,50

Band 110

Heft 1 Prof. Dr. Dr. h. c. PAUL GÖRLICH, Über die Laser und ihre Anwendung
1972. 24 Seiten — 8° — M 2,30

Heft 2 Prof. Dr. HASSO ESSBACH, Zum Problem der Tumoren im Kindesalter
1972. 24 Seiten — 11 Abbildungen auf 10 Kunstdrucktafeln — 8° — M 6,—

Heft 3 Prof. Dr. med. Dr. h. c. WALTER BREDNOW, Zur Anthropologie des Schwindels
Vorliegendes Heft

Einzel- oder Fortsetzungsbestellungen durch eine Buchhandlung erbeten

Sitzungsberichte bis Band 106
durch das Zentralantiquariat der Deutschen Demokratischen Republik, Leipzig, ab Band 107 durch den Akademie-Verlag, Berlin, zum Teil noch lieferbar

AKADEMIE-VERLAG · BERLIN

FSC
www.fsc.org
MIX
Papier | Fördert gute Waldnutzung
FSC® C083411

Zeitfracht Medien GmbH
Ferdinand-Jühlke-Straße 7
99095 Erfurt, Deutschland
produktsicherheit@kolibri360.de